Sachin Dev Sachdeva
Neha Gupta

Técnica de Branqueamento em Odontologia Restaurativa

AF138201

Sachin Dev Sachdeva
Neha Gupta

Técnica de Branqueamento em Odontologia Restaurativa

Branqueamento: A resposta para dentes descoloridos

ScienciaScripts

Imprint

Any brand names and product names mentioned in this book are subject to trademark, brand or patent protection and are trademarks or registered trademarks of their respective holders. The use of brand names, product names, common names, trade names, product descriptions etc. even without a particular marking in this work is in no way to be construed to mean that such names may be regarded as unrestricted in respect of trademark and brand protection legislation and could thus be used by anyone.

Cover image: www.ingimage.com

This book is a translation from the original published under ISBN 978-620-3-19784-6.

Publisher:
Sciencia Scripts
is a trademark of
Dodo Books Indian Ocean Ltd. and OmniScriptum S.R.L publishing group

120 High Road, East Finchley, London, N2 9ED, United Kingdom
Str. Armeneasca 28/1, office 1, Chisinau MD-2012, Republic of Moldova, Europe
Managing Directors: Ieva Konstantinova, Victoria Ursu
info@omniscriptum.com

Printed at: see last page
ISBN: 978-620-3-21913-5

INTRODUÇÃO

À medida que as técnicas e materiais à disposição dos dentistas melhoraram ao longo das últimas décadas, restaurações melhores e mais conservadoras tornaram-se possíveis.

A preparação extensiva e a destruição dos dentes deram lugar a uma genuína preocupação pela preservação da estrutura dentária.

medida que a consciência dentária das populações foi crescendo, a sua procura de um sorriso natural (ou de preferência) sobrenatural foi aumentando. O facto inescapável no estudo do branqueamento dentário é que os pacientes estão muito ansiosos por ter sorrisos mais brilhantes e brancos.

Os pacientes procuram, portanto, e até auto-administração, muitos procedimentos exóticos e questionáveis para conseguirem os sorrisos mais brancos que desejam.

É da responsabilidade do dentista supervisionar os pacientes que procuram submeter-se a um tratamento branqueador para assegurar o máximo benefício cosmético dentro dos limites da saúde oral e sistémica.

DESCOLORAÇÃO DOS DENTES

A descoloração dos dentes é um problema comum. Pessoas de várias idades podem ser afectadas & pode ocorrer tanto nos dentes primários como secundários. A etiologia da descoloração dentária é multifuncional, enquanto diferentes partes do dente podem absorver diferentes manchas. A descoloração extrínseca aumenta com o aumento da idade & é mais comum nos Homens. (*Eriksen & Nordbo* 1978)[1]. Pode afectar 3% dos homens & 21% das mulheres (Ness *et al* 1977)[2]. Os dentes são policromáticos (*Louka* 1989).[3] A cor varia entre as áreas incisais, gengivais e cervicais de acordo com a espessura, Reflectância de diferentes cores e translucidez em Esmalte e Dentina.

A cor dos dentes saudáveis é determinada principalmente pela dentina e modificada por :-

- A cor do esmalte que cobre a coroa.

- A translucidez do esmalte que varia com o diferente grau de calcificação.

- A espessura do esmalte que é maior no bordo oclusal/incisal do dente e mais fino no terço cervical (Dayan *et al* 1983)[4]

CLASSIFICAÇÃO DAS DESCOLORAÇÕES

Muitas pesquisas classificam a coloração como extrínseca ou intrínseca (*Dayan et al 1983, Hayes at al 1986, Teo 1989*). [4-6] Há confusão quanto às definições exactas destes termos.

Feinman et al (1987)[7] descrevem a descoloração extrínseca como aquela que ocorre quando um agente mancha ou danifica a superfície do esmalte dos dentes, e a estrutura intrínseca do dente é pré-tratada por um agente descolorante. De acordo com as suas definições, os termos coloração e descoloração são utilizados como sinónimos.

No entanto (*Dayan et al 1983*)[4] definiram uma coloração extrínseca que pode ser removida por uma limpeza profiláctica normal.

Coloração intrínseca que foi incorporada na matriz dentária e, portanto, não pode ser removida por profilaxia.

Algumas descolorações são uma combinação de ambos os tipos de coloração & podem ser multifactoriais.

ETIOLOGIA DA DESCOLORAÇÃO DOS DENTES (*ABBOTT 1997*)[8]

CAUSA	COR
Descoloração Extrínseca - Cigarros, cachimbos, charutos, tabaco de mascar	Amarelo - castanho a preto
Marijuana	Anéis castanho escuro a preto
Café, Chá, Alimentos	Castanho a preto
Higiene oral deficiente	Tons amarelos ou castanhos
Extrínseco e Intrínseco	Descoloração
Fluorose	Branco, Amarelo, castanho, cinzento ou preto
Envelhecimento	Amarelo
Descoloração Intrínseca - Estado genético, Eg Amelogenesis Imperfecta	Castanho, Preto
Condição sistémica, por exemplo - Jaundice porphyria	Azul - verde ou castanho púrpura castanho
Medicamentos durante o desenvolvimento dentário, por exemplo, tetraciclina, flúor	Castanho, cinzento ou preto
Body By - produtos por exemplo. Bilirubin Hemoglobina	Azul - Verde, Castanho, Cinzento, Preto
Mudanças de pasta, por exemplo. Obliteração do	Amarelo

CAUSA	COR
canal da polpa	
Necrose da polpa	
Com hemorragia	Cinzento - Preto
Sem hemorragia	Amarelo, Cinzento - castanho
Causas iatrogénicas por exemplo. Traumatismo durante a extirpação da polpa	Cinzento, Preto
Remanescentes de tecido em câmara de polpa	Castanho, Cinzento, Preto
Material dentário restaurativo	Castanho, Cinzento, Preto
Material Endodôntico	Cinzento, Preto

ETIOLOGIA DA DESCOLORAÇÃO DOS DENTOS *(Dayan et 1983)*[4]

Manchas Extrínsecas

- Praga, Bactérias cromogénicas, desnaturação de proteínas de superfície

- Lavagens bucais por exemplo clorhexidina

- Bebidas (chá, café, vinho tinto, cola)

- Alimentos (Caril, Óleos, Beterraba)

- Precipitado dietético

- Doença

- Antibióticos (eritromicina, amoxicilina)

- Suplemento de ferro

Manchas Intrínsecas

- Doença pré - erupção

- Hematológico

- Doenças de Liner

- Doenças de esmalte e dentina

MEDICAÇÃO

- Manchas de tetraciclina
- Outros antibióticos utilizados
- Manchas de fluorose

ERUPTIVO POSTAL

- Trauma
- Cáries primárias e secundárias
- Materiais restauradores dentários
- Envelhecimento
- Fumar
- Produtos químicos
- Minociclina
- Taxas funcionais e para-funcionais

CLASSIFICAÇÃO DAS MANCHAS DE TETRACICLINA
(Adaptado de *Hayes et al 1986*)[5]

DRUG	COR DA MANCHA NOS DENTES
Chlortetraciclina (Aureomicina)	Cinzento , Castanho
Demetil clortetraciclina (Ledermycin)	Amarelo
Oxy tetraciclina (Terramicina)	Amarelo
Tetraciclina (Anchromycin)	Amarelo
Doxy cline (vibramicina)	Nenhuma acusação comunicada
Minociclina	Preto

DESCOLORAÇÃO CAUSADA PELO ENDODONTIC SEALER (Adaptado de *Vander burgt et al 1986*)[9]

SELADOR ENDODÔNTICO	COLOR
Cimento principal bruto, óxido de zinco eugenol, endometasoma e N$_2$	Cor-de-laranja / Vermelho
Diaket, selagem de túbulos	Selo suave
AH 26	Cinzento
Pasta de Rieblers	Manchas vermelhas escuras

Antes de iniciar o tratamento de branqueamento, é essencial questionar o doente para determinar a etiologia da descoloração. Em alguns casos. pode haver uma componente multifactorial, uma vez que a descoloração pode ser devida à acumulação de manchas e factores dietéticos desde há muitos anos.

HISTÓRIA DO BRANQUEAMENTO DENTÁRIO

	MATERIAL UTILIZADO	DESCOLORAÇÃO
1799 Macintosh	O cloreto de cal é inventado chamado Bleaching Powder	
1848 Dwindle	Cloreto de cal	Dentes não vitais
1860 Truman	Solução de Labarraque de cloreto e ácido acético (cloreto líquido de soda)	Dentes não vitais
1861 Noz de madeira	Aconselhou a colocação do medicamento branqueador e a sua alteração em consultas posteriores	
1861 Latimer	Ácido oxálico	Dentes vitais
1877 Chapple	Ácido clorídrico, ácido oxálico	Todas as descolorações
1878 Taft	Ácido oxálico e hipoclorito de cálcio	
1884 Harlan	Utilizou o primeiro peróxido de hidrogénio (chamado dióxido de hidrogénio)	Todas as descolorações
1893 Atkinson	3% de pirozona utilizada como colutório que também aliviava os dentes 25% de pirozona foi o mais eficaz	
1910 Prins	30% de peróxido de hidrogénio sobre os	Não-vital e vital

	MATERIAL UTILIZADO	DESCOLORAÇÃO
	dentes	
1916 Kaine	18% de ácido clorídrico (ácido muriático) e lâmpada de calor	Dentes fluorados
1981Abbot	Descobre uma luz de alta intensidade que produz um rápido aumento da temperatura no peróxido de hidrogénio para um branqueamento químico acelerado dos dentes	
1924 Prinz	Primeira utilização registada de uma solução de perborato em peróxido de hidrogénio activado por uma fonte de luz	
1942 Youngr	5 partes de lâmpada de calor de peróxido de hidrogénio a 30%, anestésico	
1958 Oearson	Utilizou 35% de peróxido de hidrogénio dentro do dente e também sugeriu 25% de peróxido de hidrogénio e 75% de éter que foi activado por uma lâmpada que produz luz e calor para libertar qualidades de solvente do éter	Dentes não vitais
1961 Spasser	Técnica de lixívia ambulante O perborato de sódio e a água são selados dentro da câmara de pasta	Dentes não vitais

	MATERIAL UTILIZADO	DESCOLORAÇÃO
1965 Bouschar	5 partes 30% de peróxido de hidrogénio, 5 partes 36% de ácido clorídrico, 1 parte de éter dietílico	Cor-de-laranja nódoas de fluorose
1965 Stewart	Técnica termocatalítica de pellet saturado com superoxil inserido na câmara de polpa e aquecido com instrumento quente	Dentes não vitais
1966 McInnes	Repete a técnica de Bouschar utilizando a técnica de abrasão controlada de ácido clorídrico e púmice	Previsível
1967 Cohen e Parkins	peróxido de hidrogénio a 35% e um instrumento de aquecimento	Manchas de tetraciclina
1967 Corte e poesia	Técnica combinada de lixívia ambulante Superoxyl em câmara de pasta (30% peróxido de hidrogénio)	Dentes não vitais
1968 Klusmier	Conceito de branqueamento caseiro descoberta acidental de 10% de peróxido de carbamida num posicionador ortodôntico personalizado Glioxide-Oxide utilizado	Dentes vitais
1972 Klusmier	Utilizou a mesma técnica com proxigel que era vime e permaneceu mais tempo na bandeja	

	MATERIAL UTILIZADO	DESCOLORAÇÃO
1975 Chandra e Chawla	30% peróxido de hidrogénio 18% farinha de ácido clorídrico de paris	Manchas de fluorose
Falkenstein 1977	1 minuto de gravura com 330% de peróxido de hidrogénio 10% de ácido clorídrico 100 watt (1040F) pistola de luz	Manchas de tetraciclina
1979 Compton	30% de peróxido de hidrogénio elemento térmico (130-1450 F)	Manchas de tetraciclina
1979 Harrington e Natkin	Relatada sobre reabsorção externa associada ao branqueamento de dentes sem pulga	
1982 Abou-Rass	Tratamento endodôntico intencional recomendado com clareamento interno	Manchas de tetraciclina
1984 Saragoça	70% de peróxido de hidrogénio + calor para ambos os arcos	Dentes vitais
1986 Munro	Usado Gly-Oxide para controlar o crescimento bacteriano após o planeamento radicular periodontal. Clareamento dentário notório	Dentes vitais
1987 Feinman	Branqueamento em escritório utilizando 38% de H_2O_2 e calor da luz de branqueamento	Dentes vitais
1988 Munro	Apresentou resultados de fabrico que resultaram no	

	MATERIAL UTILIZADO	DESCOLORAÇÃO
	primeiro produto branqueador comercial White + Brite (Omnii Int.)	
1989 Croll	Técnica de microabrasão 10% de ácido clorídrico e pedra-pomes numa pasta	dentes vitais, descoloração superficial do esmalte, manchas extrínsecas de hipocalcificação
1989 Haywood e Heyman	Nocturno vital Branqueamento 10% de peróxido de carbamida n uma bandeja	Todas as manchas, dentes vitais e não vitais
1990	Introdução de produtos branqueadores comerciais de venda livre (uma controvérsia)	Dentes vitais
1991	Os materiais branqueadores foram investigados enquanto a FDA solicitava todos os estudos e dados de segurança. Ao fim de 6 meses, a proibição foi levantada	
1991 Numerosos autores	Branqueamento energético com peróxido de hidrogénio a 30% utilizando uma luz para activar a lixívia.	Todas as nódoas, dentes vitais
1991 Garber e Goldstein	Combinação de poder branqueador e branqueamento doméstico	
Salão 1991	Recomenda a ausência de dentes decapantes antes de procedimentos de	

MATERIAL UTILIZADO	DESCOLORAÇÃO
branqueamento vitais	
1994 Associação Dentária Americana Segurança e eficácia estabelecidas para agentes branqueadores de dentes sob o selo de aprovação da ADA	
1996 Food and Drug Administration A FDA aprova a tecnologia laser de iões. Lasers de Argon e Co2 para branqueamento dentário com produtos químicos patenteados	
1996 Reyto Branqueamento dental a laser	Dentes vitais
1997 Settembrini et al. Branqueamento interior/exterior	Dentes não vitais e vitais
1998 Carrillo et al. Câmara de pasta aberta 10% de peróxido de carbamida em bandeja personalizada	

Os dentistas têm estado perplexos com o problema da descoloração dos dentes nos últimos 200 anos e têm tentado numerosos químicos e métodos para remover os vários tipos de descoloração.

A regressão de cor foi um problema (*Kirk 1889*)[10]

No entanto, a técnica de utilização de peróxido de hidrogénio a 35 % para branquear os dentes vitais está disponível há 100 anos.

As tentativas de branqueamento dos dentes começaram a sério no século XIX e continuaram até ser possível encontrar técnicas de branqueamento bem sucedidas.

CEDO - HISTÓRIA

A maioria das tentativas de branqueamento de dentes no século XIX foram experimentadas em dentes não vitais, mas mais tarde os dentistas tentaram alvejar dentes vitais. A partir do século XIX, uma das técnicas iniciais mais eficazes de branqueamento de dentes não vitais era a utilização de cloro produzido a partir de uma solução de Cloridrato de Cálcio e Ácido Acético, o derivado comercial chamava-se solução de Laborraques, que era como cloreto líquido de soda.

O FINAL DO SÉCULO XIX

Vários agentes oxidantes foram utilizados directa ou indirectamente para actuar sobre a parte orgânica do dente como o cloreto de alumínio. Ácido oxálico, pirozona (peróxido de éter) dióxido de hidrogénio (hidrogénio por óxido ou peridrol) Peróxido de sódio, hipofosfato de sódio, cloreto de cal e cianeto de potássio.

Estes materiais foram utilizados para dentes não - vitais. Estes materiais foram utilizados para dentes não - vitais. O Ácido Sulfuroso era um agente redutor que era frequentemente utilizado.

Os materiais mais eficazes foram considerados como pirozona, superóxido e dióxido de sódio (Haywood *1992*)[11]

BRANQUEAMENTO INTRACORONAL / INTERNO

Na técnica original para tratar dentes não vitais, o agente branqueador foi aplicado à superfície vestibular do dente & era esperado que penetrasse através do esmalte. Isto teve um sucesso limitado, só depois de o branqueamento ter sido colocado dentro da câmara da polpa, é que a técnica produziu melhores resultados. *Pearson* em 1958 percebeu que o dentista podia tirar partido da falta de polpa não vital do dente e colocar o material branqueador directamente na câmara de polpa, acelerando assim o clareamento do dente (*Goldstein & Graber 1995*)[12]. A pirozona (peróxido de éter) continuou a ser utilizada para o branqueamento de dentes não vitais até aos anos 50 e início dos anos 60,(S *passer 1961)*[13] descreveu um método de selar uma mistura de perborato de sódio com água dentro da câmara de polpa e deixá-la lá dentro durante 1 semana. Esta técnica passou a ser conhecida como "Walking Bleach" (Branqueamento Andante). *Nutting and Poe (1963,1967)*[14-15] descreveu uma versão moderna utilizando um peróxido de hidrogénio a 30% e perborato de sódio selado para dentro da câmara de pasta de papel e deixando-o lá dentro durante 1 semana. Esta técnica ficou conhecida como técnica de lixívia ambulante combinada & teve um efeito sinérgico. Recomendaram que a gutta percha fosse selada antes de se iniciar o procedimento.

Novo material branqueador é constantemente avaliado para melhorar a eficácia do branqueamento (*Rotstein et al 1991*)[16]. A técnica termocatalítica envolve a colocação de produtos químicos oxidantes na câmara da pasta. Isto é seguido pela aplicação de um instrumento de aquecimento directamente na câmara de polpa ou na superfície vestibular do dente. São também utilizadas lâmpadas de aquecimento especialmente concebidas para o efeito. O calor gerado em combinação com a alta concentração de Peróxido de Hidrogénio contribui para a possibilidade de desenvolver a Reabsorção Raiz Cervical & hoje em dia esta técnica não é utilizada com tanta frequência.

Foi recomendada uma nova técnica que utiliza a câmara de pasta aberta e peróxido de carbamida a 10% num tabuleiro personalizado. A isto chama-se a técnica "Inside/Outside" (*Settembrini et al 1997*)[17]. Os pacientes aplicam o material de branqueamento directamente na câmara de pasta de papel com uma seringa e depois a bandeja de branqueamento é selada na boca. Desta forma, o dente é branqueado de dentro e de fora ao mesmo tempo.

HOME - MATERIAIS BRANQUEADORES

Foi uma descoberta acidental & uma descoberta casual em 1960. Nesta técnica, o material branqueador, que é 10% de peróxido de carbamida, é colocado em tabuleiro adaptado à medida. O paciente usa o tabuleiro durante várias horas ou durante a noite enquanto os dentes se iluminam em poucos dias, semanas ou meses (para coloração de tetraciclina), dependendo da natureza da descoloração.

O Dr. Van Haywood & Dr. Harald Heymann publicaram a técnica original, chamada branqueamento vital de guarda nocturno num artigo de 1989.

EM -OFFICE POWER BLEACHING

A primeira tentativa foi em 1918 quando *Abbot* descobriu que a luz de alta intensidade produziria um rápido aumento da temperatura para aumentar a eficiência.

Envolve o paciente sentado durante muitas horas com uma barragem de borracha nos dentes para proteger a mucosa e a gengiva, com 35% de material branqueador de peróxido de hidrogénio nos dentes, sob uma lâmpada branqueadora aquecida (Zack & *Cohen 1965).* [18]

OS MATERIAIS BRANQUEADORES

Na década desde que foram introduzidos os materiais de branqueamento doméstico, houve numerosas alterações aos materiais.

Constituintes dos géis branqueadores

- Peróxido de carbamida

- Peróxido de hidrogénio e hidróxido de sódio (Li 1998)

- Materiais que não contenham peróxido de hidrogénio, ou seja, perborato de sódio

- Agente espessante - Carbopol ou Polyx

- Ureia

- Veículo - Glicerina, dentifrício, glicol

- Surfactantes e dispersantes de pigmentos

- Conservadores

- Aromas

- Fluoreto (em alguns produtos recentes para reduzir a sensibilidade)

CONSTITUINTES DOS GÉIS BRANQUEADORES

1) **PEROXIDO DE CARBAMIDA** ($CH_6 N_2 O_3$) em solução aquosa a 10% é utilizado. Estão também disponíveis soluções de 15%-20%.

   A solução 35% está disponível como solução de arranque rápido (Den mat corp. Santa Ana,CA) e opalescência rápida (produtos ultra-dentados Inc, sul da Jordânia, UT) A solução 35% produz 10% de peróxido de hidrogénio peróxido de carbamida em peróxido de hidrogénio e ureia($CH_4 N_2O$) .

2) PERÓXIDO DE HIDROGÉNIO

A maioria dos agentes branqueadores tem H_2O_2 como ingrediente. O H_2O_2 penetra na água e no oxigénio. Moléculas de oxigénio que penetram no dente e libertam as moléculas de pigmento, provocando o branqueamento do dente.

3) NON-H_2O_2 CONTENDO MATERIAIS-

Contêm perborato de sódio como ingrediente activo. Também são relatados como contendo hidroxilite, cloreto de sódio, oxigénio e fluoreto de sódio e outras matérias primas. Não contém nem produz H_2O_2 e gera uma quantidade insignificante de radicais livres, ao contrário de 10% de gel de peróxido de Carbamida (*Li 1998*). [19]

4) AGENTES ESPESSANTES :

Carbopol (Carboxi Polietileno)

Este é um polímero de ácido poliacrílico. TROLAMINE, que é um polímero neutralizante

O agente é frequentemente adicionado para reduzir o PH dos géis para 5-7

1. A solução contendo carbopol liberta oxigénio lentamente, enquanto que as que não o contêm são soluções rápidas de libertação de oxigénio.

2. Aumenta a viscosidade e a sua natureza tixotrófica permite uma melhor retenção de géis de libertação lenta no tabuleiro.

3. O Carbopol retarda a efervescência porque retarda a taxa de libertação de oxigénio.

4. O aumento da viscosidade parece impedir que a forma de saliva quebre o peróxido de hidrogénio, o que poderia alcançar resultados mais afectivos. (*Haywood 1991*). [20]

5)   UREA

É utilizado nos kits de branqueamento para:-

1.   Estabilizar o peróxido de hidrogénio (*Christensen 1997*).[21] Fornece uma associação solta com o peróxido de hidrogénio que é facilmente decomposto.

2.   Elevar o PH da solução

3.   Melhoraria a estimulação da saliva e as propriedades curativas (*Archam bault 1990*)[22]

6)   VEÍCULO

A)   GLICRINA - O   peróxido de carbamida   é formulado com uma base de glicerina que aumenta a viscosidade da preparação e a facilidade de manipulação, mas pode desidratar o dente.

B)   DENTIFRICE - Este é utilizado como veículo para o Sistema Colgate Platinum.

C)   GLYCOL - Isto é glicerina anidra.

7)   SURFACTANTES E DISPERSANTES DE PIGMENTOS

O tensioactivo funciona como um agente molhante de superfície que permite que o H_2O_2 se difunda através do limite do gel-dente. Um dispersante de pigmento mantém os pigmentos em suspensão.

Os géis com surfactantes ou dispersantes de pigmentos podem ser mais eficazes do que aqueles sem eles (*Graber et al 1991*). [23]

NU smile & Brite smile™ *pode* permitir um gel mais activo.

8)   CONSERVANTES

Todas as soluções contêm um conservante como a citroxaina, ácidos fosfóricos, ácidos cítricos ou estanato de sódio.

Estes conservantes sequestram metais orais de transição como ferro, cobre, magnésio que aceleram a decomposição do peróxido de hidrogénio. Estas soluções ácidas dão aos géis maior durabilidade e estabilidade. Têm, portanto, um PH ligeiramente ácido.

9) **ABRAVURAS**

Os aromas são utilizados nos materiais branqueadores para adicionar a escolha do agente branqueador & para melhorar a aceitação do produto pelo paciente (por exemplo, melão, banana & menta).

OVER - OS - KITS DE BRANQUEAMENTO DE BALCÃO

Isto tem causado muitos problemas aos pacientes, e também aos dentistas que deveriam estar a monitorizar cuidadosamente os procedimentos de branqueamento.

1. **ÁCIDO - RINSE:** É geralmente ácido cítrico ou fosfórico que pode ser prejudicial à dentição, uma vez que a enxaguadura contínua pode causar erosão dentária. O potencial de má utilização pode ser considerável (*Jay, 1990*)[24] O PH deste enxaguamento é entre 1 e 2 .

2. **GEL LIMPANTE:** Este gel, aplicado durante dois minutos, tem um PH ácido de 2-3.

3. **POST BLEACH 'creme de polimento'** - Trata-se de pasta de dentes contendo dióxido de titânio que pode dar um aspecto branco pintado temporariamente.

SISTEMA DE TIRAS H_2O_2

O sistema de peróxido de H_2O_2 é um sistema de bandeja menos branqueador que não requer qualquer pré-fabricação ou carregamento de gel. O sistema de entrega é uma tira fina pré-fabricada com um adesivo de 5,3% H_2O_2 gel (*Haywood 2000*)[25]

O suporte é descascado e a tira colocada directamente nas superfícies faciais/bucais de seis dentes anteriores. Cada tira é usada durante 30 minutos, retirada e descartada, e o procedimento tem lugar duas vezes por dia durante 14 dias.

PLANEAMENTO DO TRATAMENTO PARA UMA DESCOLORAÇÃO BEM SUCEDIDA

Como em qualquer consulta normal de pacientes, é importante avaliar.

HISTORIAL MÉDICO

❖ História dentária anterior: Atitude dos pacientes em relação à odontologia, experiências anteriores dos pacientes, expectativas dos pacientes.

❖ Exame oral extra: Para além de avaliar a patologia e o tempero - disfunção da articulação mandibular, é essencial fazer uma análise do sorriso.

❖ Exame intra-oral.

- Exame do tecido mole.

- Exame dentário

- Exame periodontal

- Exame oclusal

- Avaliação da disfunção da articulação temporomandibular.

- Considerações especiais : Testes de vitalidade.

- Outras informações:Modelos de estudo, registos de facebow, modelos de estudo articulados.

ANÁLISE E ESTÉTICA DO SORRISO

Um belo sorriso é aquele em que o tamanho, posição e cor dos dentes estão em harmonia, proporção e simetria relativa uns com os outros e com os elementos que os enquadram.

Análise, por definição através da redução das partes componentes, a fim de descobrir a inter-relação. (*Ricketts 1968*). [26]

Os elementos de um sorriso consistem nos componentes faciais (as características faciais, visibilidade do dente, idade, curvatura do lábio superior, espaço negativo, simetria do sorriso e linha oclusal) bem como nos componentes dentários (A linha média dentária, alinhamento axial, disposição dos dentes, gradação, forma dos dentes, pontos de contacto e morfologia e contorno gengival.)

Há muitos factores a considerar ao realizar uma análise do sorriso Análise da forma e comprimento dos dentes, a linha do lábio, a linha do sorriso, e a relação oclusal dos dentes.

Cada Elemento é uma característica importante, mas todas estas características estão entrelaçadas para criar harmonia estética. (*Moskowitze e Nayyar 1995*)[27]

COMPONENTES DE UM SORRISO

Três elementos essenciais de um sorriso envolvem as relações entre os três componentes primários (*Graber e Saloma 1996*)[28]

1. **O - TEETH**

   ❖ A tonalidade e a forma

   ❖ Posição, comprimento e Alinhamento Axial

   ❖ Características da superfície dentária e morfologia

   ❖ A tonalidade e a forma da dentição oposta

   ❖ A oclusão e a linha oclusal

   ❖ A linha média dental - linha imaginária que separa dois incisivos centrais.

   ❖ A textura da superfície, por exemplo, perikymata, pontilhado.

2. **A ESTRUTURA LABIAL**

❖ A linha labial: Quantidade de dentes expostos durante um sorriso.

❖ A linha do sorriso: A hipotética linha curva desenhada, ao longo dos bordos dos quatro dentes maxilares anteriores que devem correr paralelamente à curvatura da borda interna do lábio inferior.

❖ A curvatura do lábio superior: A posição da altura do lábio superior em relação aos dentes.

❖ Espaço negativo: O espaço escuro que aparece entre as mandíbulas entre risos e conversas.

❖ A simetria do sorriso: A colocação simétrica dos cantos da boca num lugar vertical.

3. **O ANDAIME GENGIVAL**

❖ A altura gengival do contorno

❖ Aspecto dos tecidos gengivais

❖ Simetria das alturas dos incisivos centrais.

❖ Embranquecas incisais e gengivais.

A PROPORÇÃO DOURADA

Artistas, Matemáticos e Filósofos têm estado preocupados com a relação entre beleza e harmonia. A harmonia em proporção tem sido considerada como o princípio estético essencial. A natureza concebeu uma fórmula matemática complexa (que foi atribuída a Pitágoras) que é a relação de 1:1.618 (*Levin 1978*). [29]

O QUE É UM SORRISO IDEAL

❖ Brilhante

❖ Vigoroso

❖ Jovem, Independentemente da idade

(*MOSKOWITZ e Nayyar 1995*)[27]

❖ Dentes simétricos

❖ Mostrar dentes naturais.

❖ Tonalidade clara dos dentes (*Dunn et al 1996*)[30]

❖ Cor, harmonia e forma gengival saudável (*Graber & Salama 1996)*28

❖ Linha Gengival seguindo o contorno do lábio superior

❖ Borda incisal seguindo o contorno do lábio inferior.

A sombra dos dentes foi o factor mais importante num estudo realizado por *(Dunn et al 1996)*[30] para avaliar as percepções dos pacientes sobre a Atractividade Dentária.

AS TÉCNICAS DE BRANQUEAMENTO DOMÉSTICO

Introdução- O branqueamento domiciliário é uma técnica simples pela qual, após uma consulta inicial com o dentista, é feito um protector bucal ou bandeja para que o paciente alveje os dentes em casa. O paciente recebe 10% de peróxido de carbamida para levar para casa com um protocolo de branqueamento.

Terminologia - Muitos nomes têm sido utilizados para o branqueamento doméstico. O termo original era Branqueamento Nocturno Vital Bleaching, pois os pacientes branqueavam os dentes à noite enquanto dormiam com as bandejas na boca (*Haywood e Heymann 1989*). [31] Outros nomes eram

- ❖ Branqueamento Nocturno Vital Bleaching
- ❖ Branqueamento Matrix
- ❖ Dentista - casa assistida / prescrita - clareamento aplicado
- ❖ Branqueamento em casa

OS PRÓS E OS CONTRAS DO ALVEJAMENTO DOMÉSTICO.

Vantagens

- ❖ A sua utilização é simples e rápida para os pacientes.
- ❖ É simples para os dentistas monitorizar sem tempo clínico prolongado.
- ❖ É rentável (*Greenwall 1992*). [32]
- ❖ As taxas de laboratório para fazer o tabuleiro de branqueamento não são caras.
- ❖ Normalmente não é um procedimento doloroso
- ❖ Os pacientes podem branquear os seus dentes à sua conveniência, de acordo com a sua agenda pessoal.
- ❖ Os pacientes podem ver os resultados relativamente depressa.

Desvantagens

Os pacientes precisam de participar activamente no seu tratamento.

A mudança de cor depende da quantidade de tempo que os tabuleiros são usados.

Alguns pacientes não podem ser incomodados com a aplicação diária da lixívia nos tabuleiros.

O sistema pode estar aberto a abusos utilizando quantidades excessivas de lixívia durante demasiadas horas por dia (*Garber 1997*). [33]

É difícil para os pacientes que retch facilmente toleram as bandejas de branqueamento na sua boca.

INDICAÇÕES

Coloração ligeiramente generalizada (combinação de factores, *Greenwall 1992*). [32]

Descoloração do amarelamento por envelhecimento.

Coloração de tetraciclina suave.

Fluorose muito ligeira.

Adquiriu uma coloração superficial.

Manchas de tabaco para fumar.

Manchas absorventes e de penetração (chá e café).

Mudança de cor relacionada com traumatismo ou necrose pulpar.

Pacientes que desejam uma quantidade mínima de tratamento dentário para conseguir uma mudança de cor.

Pacientes jovens com uma tonalidade cinzenta ou amarela herdada para os dentes que estão insatisfeitos com isto.

CONTRA-INDICAÇÕES

Existem muitas contra-indicações para o branqueamento doméstico (*Greenwall 1999*)[34-35] viz.

- ❖ Coloração de tetraciclina.

- ❖ Hipoplasia de fossa.

- ❖ Manchas de Fluorose.

- ❖ Descolorações em Adolescente com polpas grandes.

- ❖ Dentes com fissuras profundas e superficiais e linhas de fractura.

- ❖ Dentes com grandes restaurações Anteriores.

- ❖ Patologia Periapical

- ❖ Dentes que exibem uma sensibilidade extrema ao calor.

O PROTOCOLO

- ❖ Consulta inicial

- ❖ Exame clínico de todos os dentes.

AVALIAÇÃO DE SOMBRAS PRÉ-EXISTENTES

Discutir com o doente o possível clareamento da sombra que pode ser alcançado, antes de iniciar os tratamentos. Isto é normalmente dois tons mais claros num guia de tons de porcelana normal ou 1-3 tons num guia de tons orientado para valores. A tomada de tonalidades pode ser feita através dos métodos normais, ou seja, utilizando a guia de tonalidades de porcelana.

PLANEAMENTO DO TRATAMENTO

É normalmente aconselhável alvejar apenas um arco de cada vez para que o paciente tenha a oportunidade de uma comparação.

Tomada de Impressão

Devem ser tiradas excelentes impressões reproduzindo as superfícies dos dentes superiores e inferiores para que possam ser feitas bandejas de branqueamento. Alginato ou outro material preciso pode ser utilizado.

Selecção do Material de Branqueamento Apropriado

Existe uma vasta gama de material de Branqueamento disponível. É importante seleccionar o material apropriado para os pacientes em particular.

Quanto maior for a concentração de peróxido de carbamida, e quanto mais espesso for o material, mais rápido será o branqueamento e menos as bandejas serão usadas. Alguns sistemas classificaram as concentrações de agentes activos como 5%, 10%, 15% & 20% ou mesmo 35% para permitir ao paciente habituar-se ao branqueamento sem causar sensibilidade dentária.

Discussão do Regime de Tratamento

A decisão é sobre quando & quanto tempo manter os tabuleiros na boca depende do estilo de vida, preferência e horário do paciente. É útil para o paciente documentar os tempos de uso, a fim de modificar, se necessário.

Alguns pacientes relatam um branqueamento mais lento dos dentes caninos, pelo que por vezes branqueam selectivamente os caninos durante 1 semana até que a cor seja a mesma em todos os dentes.

Pressão oclusal e aumento do fluxo salivar diluem o gel(*Dunn 1998*)[36]

REVISÃO DO BRANQUEADOR

É melhor rever o paciente 1-2 semanas após o uso dos tabuleiros. Monitorizar o ambiente oral, o tecido mole, a mucosa, a saúde gengival e os dentes para quaisquer reacções adversas.

Tirar a nova sombra e fotografias com as novas e velhas abas de sombra para avaliar a mudança de tonalidade. Fornecer ao paciente mais material branqueador, se necessário.

Outros Tratamentos

Os pacientes que branquearam os seus dentes estão normalmente encantados com os resultados. Insistem frequentemente na realização de mais cirurgias dentárias estéticas.

Manutenção após branqueamento dentário

Uma vez alcançada a cor clara e o paciente satisfeito com a cor, o tratamento de branqueamento é terminado. Os tabuleiros são devolvidos e guardados no consultório dentário.

TRATAMENTO DE CASOS AVANÇADOS COM BRANQUEAMENTO DOMÉSTICO PRESCRITO PELO DENTISTA

Dentes manchados com tetraciclina

Há uma grande variação na aparência dos dentes que estão manchados com antibióticos de tetraciclina. A intensidade e o padrão de descoloração dependem da duração da dose e do tipo dado, assim como a actividade de calcificação da coloração dos dentes pode ser generalizada ou localizada em bandas horizontais dentro do dente. Originalmente pensava-se que os dentes tetraciclina corados não seriam bons candidatos para a técnica de branqueamento doméstico.

No entanto, vários estudos bem sucedidos (*Haywood 1997*)[37] mostraram que o branqueamento doméstico funciona mais lentamente do que para os dentes amarelados da Idade, mas a iluminação e o branqueamento podem ser conseguidos com sucesso durante um período prolongado (de 3 a 6 meses). O tratamento de branqueamento doméstico para a coloração de tetraciclina é o mesmo que o detalhado no protocolo acima, mas a duração é prolongada até que a iluminação tenha sido obtida com sucesso. Os dentistas devem continuar a monitorizar os dentes e outros tecidos durante o seu período de 6 meses (Fischer *2000*)[38-39]

As sessões mensais de revisão motivarão o paciente a continuar o tratamento.

MÉTODO DE ACÇÃO

A tetraciclina está firmemente ligada dentro da dentina. Esta ligação torna a descoloração difícil de remover, mas isto é exequível após muito tempo. A cor da dentina é também alterada a cor do esmalte.

Os pacientes com tetraciclina que participaram num estudo foram esmagadoramente positivos quanto aos resultados (*Leonard et al 1999*). [40] Após 1000 horas de branqueamento dos dentes durante um período de 6 meses, os dentes foram examinados por microscopia electrónica de varrimento que não mostrou danos no esmalte devido ao tempo prolongado de branqueamento.

BRANQUEAMENTO DE ENERGIA E TÉCNICAS EM ESCRITÓRIO

INTRODUÇÃO

Alguns dentistas e pacientes preferem o branqueamento no consultório ou o branqueamento de energia. Uma alta concentração de peróxido de hidrogénio é administrada aos dentes com um método activador ou promotor (por exemplo, calor, luz, laser) para acelerar o efeito branqueador [*Barghi 1998*][41]

Isto está em completo controlo do dentista durante todo o processo.

Não é raro combinar as modalidades de tratamento tanto em casa como no escritório.

TERMINOLOGIA

❖ Branqueamento do lado da cadeira

❖ Branqueamento de potência

❖ Branqueamento a laser

❖ Branqueamento administrado pelo dentista

❖ Branqueamento assistido

MATERIAIS DISPONÍVEIS

35% H_2O_2 líquido, líquido/pó ou gel

peróxido de carbamida a 35%

Várias concentrações e combinações de materiais acima.

Sistema de branqueamento duplo activado (*Toh* 1993)[42] este material (contendo 35% de gel de peróxido de hidrogénio) é simultaneamente leve e quimicamente activado.

INDICAÇÕES

❖ Manchas de desenvolvimento ou adquiridas

❖ Manchas de esmalte e dentina

❖ Para remover nódoas castanhas amarelas

❖ Sorrisos amarelados da idade

❖ Para mistura de mudanças de cor branca

❖ Mudanças de tetraciclina ligeiras a moderadas

VANTAGENS DO BRANQUEAMENTO DE POTÊNCIA

❖ O tratamento está em total controlo do operador.

DESVANTAGENS DO BRANQUEAMENTO DE POTÊNCIA

❖ Demora mais tempo clínico e pode ser mais caro. Podem ser necessárias consultas mais longas e mais frequentes

❖ Os dentes são inicialmente desidratados, o que pode levar a uma falsa avaliação da mudança de tonalidade real (*Barghi 1998*)[41]

❖ Existem sérias condições de segurança. A lixívia é normalmente uma concentração mais forte e cáustica, sendo por isso mais perigosa.

MECANISMO DE BRANQUEAMENTO DE POTÊNCIA

As técnicas funcionam aliviando o esmalte para dar a aparência de brancura. O mecanismo exacto do clareamento permanece desconhecido (*Swift 1998*). [43] Grandes moléculas orgânicas coloridas responsáveis pela coloração são reduzidas a moléculas mais pequenas, menos visíveis, por um processo de oxidação. O peróxido de hidrogénio actua tanto como oxigenador como oxidante.

Outra teoria é que o peróxido penetra no esmalte e na dentina e oxida as descolorações dentárias. A passagem do oxigénio nascente para a estrutura dentária ocorre primeiro no esmalte e depois na dentina. (*Haywood 1996*). [44]

PROCEDIMENTO GERAL

O paciente é avaliado clínica e radiograficamente.

Os dentes são isolados com selo de mucosa de protecção e os gengivae são protegidos. É colocada uma barragem de Borracha. Os dentes são ligados com fio dental para proteger o material que rasteja da barragem. Os dentes são limpos profilacticamente com pedra-pomes.

O material branqueador é agora aplicado nos dentes. A luz é aplicada sobre os dentes. Se a luz do arco de plasma for utilizada, esta é aplicada a 6-7 mm de distância do gel. Uma luz de cura composta pode ser usada em adição ou por si só. Esta é mantida à mesma distância do material branqueador. Deve ser seguida uma estrita observância das instruções do fabricante.

A luz do arco de plasma emite 3-s, rajadas de luz aplicadas sobre cada dente por sua vez (*Radz 1999*). [45] Isto é continuado por um período de três, três minutos de intervalo (dependendo das instruções) ou 10,15 minutos. E a lixívia é removida dos dentes através do aspirador de grande volume. Isto também pode ser feito com um medidor de humidade para evitar a lã de algodão.

Os dentes são lavados, enxaguados e a lixívia é reaplicada durante mais 10 minutos. O processo é repetido durante 45 min. a 1hr. Os dentes são polidos com pasta diamantada ou discos de óxido de alumínio de grau variável de abrasividade para obter o brilho do esmalte.

A barragem de borracha é então removida e são tiradas fotografias intra-orais. O segundo e terceiro encontros são marcados 3-6 semanas depois para permitir que a polpa se instale.

TÉCNICA DE BRANQUEAMENTO COMPRESSIVO

Miara (2000)[46] sugere que a técnica de branqueamento de potência poderia ser mais eficaz comprimindo o material branqueador sobre o dente. Recomenda a utilização de 35% H_2O_2 numa bandeja de branqueamento que assenta as bordas das bandejas com resina fotopolimerizável para evitar danos nos tecidos moles. O benefício da técnica é que ela influencia a penetração de iões de oxigénio no esmalte do dente, o que melhora significativamente a tonalidade do dente.

DUPLA - TÉCNICA ACTIVADA

O sistema de branqueamento Hi-Lite in-office é formulado tanto para a activação leve como química. Inclui sulfato ferroso, que serve como activador químico que completa o processo de branqueamento em 7-9 mins. Além disso, a formulação aumenta o sulfato de manganês, que é activado à luz e pode acelerar o processo de branqueamento para apenas 2-4 mins.

Esta técnica utiliza peróxido de hidrogénio em concentrações elevadas de 19-35%. Uma característica do material Hi-Lite (shofu) é que tem um corante indicador azul-verde que começa por ser azul e à medida que se desactiva é alterado para branco.

Todos os dentes não respondem ao material branqueador com a mesma taxa de eficácia. Os dentes com manchas extrínsecas mais claras respondem melhor àqueles com manchas escuras. Pode ser melhor ajustar o material aplicado em descolorações mais escuras.

RESOLUÇÃO DE PROBLEMAS: EFEITOS SECUNDÁRIOS E PROBLEMAS

Os pacientes devem ser tranquilizados de que os efeitos secundários são menores e transitórios e desaparecem após a conclusão do tratamento.

- Irritação Gengival - O paciente pode queixar-se de gengivas dolorosas, por isso é importante verificar o enchimento das bandejas.

- Irritação dos tecidos moles - Alguns dos pacientes desenvolvem irritação dos tecidos moles (*Graber 1997*)[47] que pode ser devida à aplicação de demasiada lixívia nas bandejas.

- Sabor alterado / Sensação - Alguns pacientes relatam uma sensação de sabor metálico imediatamente após a remoção dos tabuleiros, mas esta normalmente desaparece após poucas horas.

- Dente Térmico / Sensibilidade - Se isto tiver ocorrido, assegura ao paciente que este é um efeito secundário comum e que desaparecerá após o branqueamento.

TÉCNICAS DE BRANQUEAMENTO DE ENERGIA UTILIZANDO CALOR

Foi realizada investigação para avaliar o efeito do calor e do peróxido de hidrogénio na polpa (*Zach e Cohen 1965, Cohen 1979*). [48-49] Parece que o calor pode causar a expansão do líquido nos túbulos dentinários, o que resulta num fluxo para fora dos processos odontoblastos e numa diminuição da circulação pulpar, inflamação da polpa e formação irregular de dentina. Isto poderia explicar a sensibilidade de alguns pacientes após o branqueamento de energia. Assim, o calor pode danificar os odontoblastos na dentina e possivelmente resultar em danos irreversíveis da polpa. Estes estudos de activação do calor mostram que um aumento da temperatura intrapulpal causaria alterações inflamatórias nos tecidos pulpares. Nenhum dano irreversível foi evidente no estudo acima mencionado. Foi demonstrado que o peróxido de hidrogénio por si só inibe a actividade da enzima pulpar. Uma pequena quantidade penetra na polpa.

Utilização de um instrumento aquecido. A barragem de borracha é colocada sobre os dentes como acima e a mucosa protegida. Coloca-se gaze embebida em 35% de peróxido de hidrogénio nos dentes. Um instrumento aquecido pode ser colocado sobre os dentes para aumentar o efeito da lixívia. Dependendo do nível de tolerância do indivíduo, é aplicado por um período de 1-3 minutos. Esta técnica foi ultrapassada pela introdução dos géis branqueadores de potência.

Usando uma luz branqueadora. A gaze embebida em peróxido de hidrogénio a 35% é colocada sobre os dentes e deixada por um período de 30 minutos com a luz a cerca de 30 cm dos dentes. Este procedimento pode ser repetido a intervalos de uma ou duas semanas, durante três a cinco consultas. Normalmente, os dentes ficaram sensíveis durante alguns dias após os tratamentos devido ao efeito de aquecimento da luz (*Radz 1999*). [45] Esta técnica foi também substituída pelos géis branqueadores utilizados com luzes de halogéneo, mas está aqui incluída para ser exaustiva.

Usando géis branqueadores aquecidos (Produtos Rembrandt). Esta técnica de beira de cadeira emprega a utilização de gel de peróxido de carbamida a 35%, aquecido a 80°C e aplicado directamente sobre o dente.

A TÉCNICA DE BRANQUEAMENTO POR LASER

O branqueamento assistido por laser foi introduzido como uma técnica de branqueamento, numa tentativa de acelerar o processo de branqueamento. O branqueamento a laser começou oficialmente em 1996 com a aprovação dos lasers de árgon e dióxido de carbono da Ion Laser Technology pela FDA. O público está fascinado com os lasers e os pacientes estão interessados em experimentar o branqueamento a laser (*Christensen 1997*)[21] que é promovido como sendo superior a outras técnicas de branqueamento. No entanto, esta é a técnica para a qual há menos investigação clínica. Ainda não foram estabelecidos efeitos a longo prazo utilizando o branqueamento assistido por laser (ADA Council on Scientific Affairs 1998). Há poucos dados para provar que os lasers são mais eficazes do que os métodos tradicionais de branqueamento (*Garber 1997*). [33] A maioria dos relatórios são anedóticos e empíricos.

O efeito branqueador com o uso do laser é conseguido através de um processo de oxidação química. Uma vez aplicada a energia do laser, o hidrogénio por óxido decompõe-se em água e radical de oxigénio livre, que se combina com as moléculas da mancha e, assim, remove-as.

O laser de carbono di óxido não tem requisitos de cor.não está relacionado com a cor do dente,e a energia é emitida sob a forma de calor.é invisível com um comprimento de onda de 10.600nm, & penetra apenas 0,1mm em água e hidrogénio por óxido,onde é absorvido.esta energia pode aumentar o efeito do branqueamento após o processo inicial do laser de árgon. exemplos de lasers disponíveis são ACCUCURE 3000 argon laser (ILT), LASERMED Inc etc.

TIPOS DE LASERS

Há quatro lasers que têm aplicações dentárias. Estes são os lasers dióxido de carbono, árgon, neodímio: ítrio-alumínio-garnet (Nd:YAG) e érbio-cromo: ítrio-cândium-gálio-gamaet (ErCr:YSGG). Os dois primeiros lasers têm utilizações branqueadoras (*Garber 1997*). [33] Há duas formas de utilizar os lasers para branqueamento, individualmente ou em combinação.

COMO É QUE OS LASERS FUNCIONAM NO PROCESSO DE BRANQUEAMENTO?

Os lasers são utilizados para melhorar a activação dos materiais branqueadores. Os lasers fornecem energia para que o peróxido de hidrogénio se decomponha em água e oxigénio e liberte o oxigénio para o dente manchado. Eles catalisam a reacção de oxidação. Os radicais livres de oxigénio libertados no processo quebram as ligações de dupla valência em cadeias mais simples, mais estáveis e menos pigmentadas (*Garber 1997*). [33]

Como tem sido publicada muito pouca investigação clínica, a maioria dos dados disponíveis provém dos fabricantes de laser (ADA Council on Scientific Affairs 1998). Os fabricantes afirmam que a pasta não é afectada no branqueamento a laser, uma vez que a energia laser aquece a solução de branqueamento mais rapidamente do que uma fonte de calor convencional. Alguns fabricantes afirmam que o seu próprio laser é mais eficaz na catalisação da reacção de branqueamento à base de água. Outros afirmam que a energia do laser é totalmente absorvida pelo gel branqueador, resultando num branqueamento superior.

VANTAGENS DO BRANQUEAMENTO A LASER

O branqueamento a laser é mais rápido devido à alta concentração de um ingrediente activo (*Christensen 1997*). [21] Pode funcionar como um começo para casos difíceis ajudando a remover manchas difíceis causadas por tetraciclina e fluorose (*Christensen 1997*). [21]

DESVANTAGENS DA UTILIZAÇÃO DE LASERS

- **Custo** - Comprar o laser é caro, embora alguns companheiros ofereçam um zloan gratuito com a compra do agente branqueador.

- O procedimento é demorado.

- A sensibilidade pós-operatória pode ser elevada (*Christensen 1997*). [21]

- Relatórios anedóticos indicam dores moderadas a severas após o - branqueamento assistido por laser (ADA Council on Scientific Affairs 1998).

CONCLUSÃO

Há ainda várias questões por responder sobre o branqueamento de energia, particularmente sobre a fonte de calor (se o calor deve ser aplicado ao dente gradualmente ou a temperaturas súbitas, muito elevadas e, de facto, se é justificado em termos de resultados). Há poucos estudos controlados em comparação com a vasta investigação clínica que está a emergir sobre o branqueamento doméstico. Relatórios de fabricantes afirmam que a polpa não é danificada por estas altas temperaturas, porque o processo é comparado com beber uma chávena de café quente.

BRANQUEAMENTO INTRACORONAL DE DENTES NÃO VITAIS

INTRODUÇÃO

O branqueamento intracoronal de dentes não vitais -involve a utilização de agentes químicos dentro da porção coronal de um dente tratado endodonticamente para remover a descoloração do dente (Associação Americana de Endodontistas 1998). Pode ser realizado com sucesso em vários momentos, mesmo muitos anos após a terapia e descoloração dos canais radiculares. O sucesso depende principalmente da etiologia, diagnóstico correcto e selecção adequada da técnica de branqueamento *(Rotstein 1998)*. [50]

Os métodos mais comummente utilizados para alvejar dentes endodonticamente tratados são o alvejante ambulante e as técnicas de branqueamento térmico/foto.

PROCEDIMENTO DE LIXÍVIA AMBULANTE

Indicações e contra-indicações para o branqueamento intracoronal de dentes não vitais

Indicações
- Descolorações de origem de câmara de polpa
- Descolorações dentinárias
- Descolorações não passíveis de descoloração extracoronal

Contra-indicações
- Descolorações superficiais do esmalte
- Formação defeituosa do esmalte
- Perda severa de dentina
- Presença de cáries
- Compósitos descoloridos

A técnica de branqueamento ambulante deve ser tentada em primeiro lugar em todos os casos que exijam branqueamento ntracoronal. A lixívia ambulante é preferida porque requer menos tempo de cadeira e é mais segura e confortável para o paciente (*Nutting and Poe 1963, Holmstrup et al 1988*). [51-52]

A técnica envolve os seguintes passos:

1. Familiarizar o doente com as possíveis causas de descoloração, o procedimento a seguir, o resultado esperado e a possibilidade de uma futura rediscoloração.

2. Fazer radiografias para avaliar o estado dos tecidos periapicais e a qualidade da obturação   endodôntica. A falha endodôntica ou obturação questionável deve ser sempre recuada antes do branqueamento.

3. Avaliar a qualidade e a sombra de qualquer restauração presente e substituí-la em caso de defeito. A descoloração dos dentes é frequentemente o resultado de restaurações com fugas ou descolorações. Nesses casos, a limpeza da câmara de polpa e a substituição das restaurações defeituosas são normalmente suficientes.

4. Avaliar a cor do dente com um guia de tonalidade e tirar fotografias clínicas no início e durante todo o procedimento. Estas fornecem um ponto de referência para futuras comparações.

5. Isolar o dente com uma barragem de borracha. A barragem deve encaixar firmemente na margem cervical do dente para evitar possíveis fugas do agente branqueador para o tecido gengival. As cunhas e ligaduras interproximais também podem ser utilizadas para um melhor isolamento. Se for utilizado peróxido de hidrogénio, deve ser aplicado creme protector, como Orabase ou vaselina, nos tecidos gengivais circundantes antes da colocação da barragem.

6. remover todo o material restaurador da cavidade de acesso, expor a

dentina e refinar o acesso. Verificar se os cornos de polpa, bem como outras áreas que contenham tecido de polpa, estão devidamente expostos e limpos. O tecido que permanece na câmara de polpa desintegra-se gradualmente e pode causar descoloração. Os cornos de polpa devem ser sempre incluídos na cavidade de acesso para assegurar a remoção de todos os restos de polpa.

7. remover todos os materiais para um nível imediatamente abaixo da margem gengival labial. Pode ser utilizado solvente laranja, clorofórmio ou xileno sobre um sedimento de algodão para dissolver restos de selador. A adição de ácido fosfórico à dentina é desnecessária e pode não melhorar o prognóstico de branqueamento (*Casey et al 1989*). [53]

8. aplicar uma camada suficientemente espessa, pelo menos 2 mm, de barreira protectora de cimento branco, tal como cimento policarboxilato, cimento de fosfato de zinco, ionómero de vidro, material restaurador intermédio ou cavita, sobre a obturação endodôntica. A altura coronal da barreira deve proteger os túbulos dentinários e estar em conformidade com a fixação epitelial externa.

9. Preparar a pasta de lixívia ambulante misturando perborato de sódio e um líquido inerte, como água, solução salina ou anestésica, a uma consistência espessa de areia húmida. Com um instrumento de plástico, embalar a câmara de pasta com a pasta. Remover o excesso de líquido, comprimindo com uma pastilha de algodão. Isto também comprime e empurra a pasta para todas as áreas da câmara de polpa.

10. Remover o excesso de pasta branqueadora dos cortes inferiores na área do corno de polpa e gengival e aplicar um recheio temporário espesso e bem selado directamente contra a pasta e nos cortes

inferiores. Embalar cuidadosamente o recheio temporário, com pelo menos 3 mm de espessura, para assegurar uma boa selagem.

11. Retirar a barragem de borracha. Informar o paciente que o agente branqueador funciona lentamente e que um clareamento significativo pode não ser evidente durante vários dias.

12. Recordar o paciente aproximadamente 2 semanas mais tarde e, se necessário, repetir o procedimento várias vezes. Os tratamentos repetidos são semelhantes ao primeiro.

13. Como procedimento opcional, se a descoloração inicial não for satisfatória, reforçar a pasta de lixívia ambulante misturando o perborato de sódio com concentrações gradualmente crescentes de peróxido de hidrogénio (3-30%) em vez de água. Embora uma mistura de perborato de sódio e 30% de peróxido de hidrogénio alveje mais rapidamente, na maioria dos casos, os resultados a longo prazo são semelhantes aos obtidos com perborato de sódio e água, pelo que não devem ser utilizados rotineiramente (*Holmstrup et al 1988, Rotstein et al 1991, 1993*). [52,54,55] Os oxidantes mais potentes podem permear os túbulos e causar danos no periodonto cervical (*Rotstein et al 1991*). [54]

MATERIAL BRANQUEADOR DE PERBORATO DE SÓDIO

Este agente oxidante está disponível sob a forma de pó ou como várias preparações comerciais. Quando fresco, contém cerca de 95% de perborato, libertando cerca de 9,9% de oxigénio disponível. O perborato de sódio é estável quando seco mas, na presença de ácido, ar quente ou água, decompõe-se para formar metaborato de sódio, peróxido de hidrogénio e oxigénio nascente. Actua em sinergia com o peróxido de hidrogénio; uma concentração mais forte de peróxido de hidrogénio em combinação com o perborato de sódio potencia o efeito do perborato de sódio. Se o branqueamento inicial não for satisfatório, o peróxido de hidrogénio pode ser misturado com o perborato numa concentração aumentada.

Estão disponíveis vários tipos de preparações de perborato de sódio: mono-hidrato, tri-hidrato, e tetra-hidrato. Diferem no teor de oxigénio, o que determina a sua eficácia de branqueamento. As preparações de perborato de sódio comummente utilizadas são alcalinas e o seu pH depende da quantidade de peróxido de hidrogénio libertado e do metaborato de sódio residual (*Rotstein et al 1991*). [54]

PROCEDIMENTO DE BRANQUEAMENTO POR
TERMOPROTECÇÃO/FOTO

As técnicas envolvem a colocação da substância química oxidante, geralmente 30-35% peróxido de hidrogénio, na câmara de pasta de papel, seguida de aplicação de calor por dispositivos eléctricos de aquecimento, aplicação de luz por lâmpadas especialmente concebidas, ou ambas. Geralmente, as técnicas envolvem as seguintes etapas:

1. Familiarizar o doente com as prováveis causas da descoloração, o procedimento a seguir, o resultado esperado e a possibilidade de uma futura rediscoloração.

2. Tomar radiografias para avaliar o estado dos tecidos periapicais e a qualidade da obturação endodôntica. A falha endodôntica ou obturação duvidosa deve ser recuada antes do branqueamento.

3. Avaliar a cor do dente com um guia de tonalidade e tirar fotografias clínicas antes e durante todo o procedimento. Avaliar a qualidade e a tonalidade de qualquer restauração presente e substituir se defeituosa.

4. Aplicar um creme protector nos tecidos gengivais circundantes e isolar os dentes com uma barragem de borracha e ligaduras de fio dental encerado. Se for utilizada uma lâmpada de calor, evitar a colocação de pinças de borracha de metal da represa, uma vez que são sujeitas a

aquecimento e podem ser dolorosas para o paciente.

5. Não utilizar anestesia.

6. Posicionar óculos de sol protectores sobre os olhos do paciente e do operador.

7. Aplicar uma camada suficientemente espessa, pelo menos 2 mm, de barreira protectora de cimento branco, tal como cimento policarboxilato, cimento de fosfato de zinco, ionómero de vidro, - material restaurador intermédio (IRM) ou cavita, sobre a obturação endodôntica. A altura coronal da barreira deve proteger os túbulos dentinários e estar em conformidade com a fixação epitelial externa.

8. Mergulhar uma pequena quantidade de 30-35% de solução de peróxido de hidrogénio num pequeno grânulo de algodão ou num pedaço de gaze e colocar na câmara da polpa. Pode ser utilizado um gel branqueador contendo peróxido de hidrogénio em vez da solução aquosa.

9 Aplicar calor com um dispositivo de aquecimento ou uma fonte de luz. A temperatura deve ser inferior à que o paciente pode tolerar confortavelmente, normalmente entre 50 e 60°C. Voltar a molhar o granulado de algodão e a câmara de polpa com peróxido de hidrogénio, conforme necessário. Se o dente se tornar demasiado sensível, interromper imediatamente o procedimento de branqueamento. De preferência, o branqueamento deve ser limitado a períodos separados de 5 minutos em vez de ser realizado durante um longo período contínuo (*Rotstein et al 1991*). [54]

10. Remover a fonte de calor ou luz e deixar os dentes arrefecer durante pelo menos 5 minutos. Em seguida, lavar com água quente durante 1 min. e remover a barragem de borracha.

11. Secar o dente e colocar a pasta de lixívia ambulante na câmara da polpa.

12. Recordar o paciente aproximadamente 2 semanas mais tarde e avaliar a eficácia do branqueamento. Tirar fotografias clínicas com o mesmo guia de tonalidade utilizado nas fotografias pré-operatórias para efeitos de comparação. Se necessário, repetir o procedimento de branqueamento.

COMPLICAÇÕES E EFEITOS ADVERSOS

REABSORÇÃO DA RAIZ EXTERNA

Relatórios clínicos (*Shearer 1984, Cvek e Lindvall 1985,Latcham 1986, Al-Nazhan 1991*)[56-59] e estudos histológicos (*Madison e Walton 1990, Rotstein et al1991*)[60,54] mostraram que o branqueamento intracoronal pode induzir a reabsorção das raízes externas. Isto é provavelmente causado pelo agente oxidante, - particularmente 30-35% de peróxido de hidrogénio. O mecanismo do branqueamento induziu danos no periodonto ou no cemento não foi completamente elucidado. Presumivelmente, o químico irritante difunde-se através de túbulos dentinários não protegidos e defeitos do cemento (*Rotstein et al 1991*)[54] e causa necrose do cemento, inflamação do ligamento periodontal e finalmente reabsorção radicular. O processo pode ser melhorado se o calor for aplicado (*Rotstein et al 1991*)[54] ou na presença de bactérias (*Cvek e Lindvall 1985*). [57] A lesão traumática anterior e a idade podem actuar como factores predisponentes.

QUEIMADURAS QUÍMICAS

O peróxido de hidrogénio (30-35%) é cáustico e causa vagabundos químicos e a desleixação da gengiva. Ao utilizar tais soluções, os tecidos moles devem ser sempre protegidos.

DANOS NAS RESTAURAÇÕES

O branqueamento com peróxido de hidrogénio pode afectar a ligação de resinas compostas a tecidos duros dentários (*Titley et al 1993*). [61] As observações por microscopia electrónica de varrimento sugerem uma possível interacção entre a resina composta e o peróxido residual causando inibição da polimerização e aumento da porosidade da resina (*Titley et al 1991*). [62] Isto apresenta um problema clínico quando é necessária uma restauração estética imediata do dente branqueado. Recomenda-se, portanto, que o peróxido de hidrogénio residual seja totalmente eliminado da câmara da polpa antes da colocação do compósito. Isto pode ser feito através da injecção de catalase antes da colagem (*Rotstein 1993*). [63] A catalase remove o oxigénio residual da dentina. Uma restauração com ionómero de vidro pode ser colocada - imediatamente e o resto cortado 2 semanas mais tarde para a restauração composta.

Tem sido sugerido que a imersão de tecidos dentários tratados com peróxido em água a 37°C durante 7 dias impede a redução da força de ligação (*Tornock et al 1991*). [64] Outro estudo (*Rotstein 1993*)[63] sugeriu que 3 minutos de tratamento com catalase removeram eficazmente todo o peróxido de hidrogénio residual da câmara da polpa.

Sugestões para um clareamento intracoronal não - vital mais seguro

- Isolar eficazmente o dente

- Proteger a mucosa oral

- Verificar a obturação endodôntica adequada

- Usar barreiras protectoras

- Gravura ácida ovóide

- Evitar oxidantes fortes

- Evitar o calor

- Recordar periodicamente

COMBINANDO TÉCNICAS DE BRANQUEAMENTO

INTRODUÇÃO

Embora muitas manchas possam ser tratadas com sucesso com um único agente, algumas podem precisar de ser tratadas usando uma combinação de abordagens. Os tratamentos branqueadores podem ser combinados de várias maneiras, dependendo da natureza da descoloração. Quando um agente não consegue remover completamente uma mancha, ou quando várias manchas de origem diferente estão presentes no mesmo dente, pode ser utilizada uma combinação de técnicas de branqueamento. O branqueamento de potência pode ser combinado com um programa de branqueamento doméstico (*Garber et al 1991*).[23] Combinações de branqueamento em diferentes concentrações podem ser utilizadas. A técnica de microabrasão pode ser combinada com branqueamento doméstico ou branqueamento de potência. Os dentes podem mesmo ser branqueados usando pedra-pomes e uma lama de peróxido de carbamida a 10% (*Baker et al 1992*). [65]

PORQUÊ COMBINAR TRATAMENTOS DE BRANQUEAMENTO?

- Para tornar o programa de branqueamento mais eficaz.

- Motivar os pacientes a continuar o programa de branqueamento em casa.

- Para tratar um problema específico, como um único dente vital escuro ou um único dente não vital.

- Para sequenciar e encenar o tratamento de branqueamento num plano de tratamento complexo.

- Para tratar manchas difíceis, tais como tetraciclina, que podem responder melhor a uma abordagem combinada.

- Para tratar manchas de origens diferentes que existem no mesmo dente.

A TÉCNICA DE BRANQUEAMENTO INTERIOR/EXTERIOR

Isto também tem sido chamado "branqueamento interno - externo" e a "técnica de branqueamento intracoronal administrada pelo paciente" ou "técnica de branqueamento ambulatório modificado" (*Liebenberg 1997*). [66] A técnica combina a técnica de branqueamento intracoronal com a técnica de branqueamento doméstico. É utilizada para aliviar os dentes não vitais de uma forma simples. Após substituição da barreira, a cavidade de acesso é deixada aberta para que o material de branqueamento, que é normalmente peróxido de carbamida a 10%, possa ser colocado na câmara de polpa enquanto a bandeja de branqueamento é aplicada ao dente para reter o material no dente. O branqueamento pode assim ter lugar interna e externamente, ao mesmo tempo. Esta técnica é uma modificação da técnica de branqueamento intracoronal . Actualmente, existem poucos estudos clínicos (*Carillo et al 1998*)[67] e relatórios de casos anedóticos publicados sobre esta técnica combinada. No entanto, a sua simplicidade e eficácia justificam a sua descrição e discussão.

O PROCEDIMENTO

1.   Preparação da barreira

O dente não-vital é preparado da mesma forma que descrito no branqueamento intracoronal. É essencial fazer uma radiografia pré-operatória para verificar a presença de um tratamento de canal radicular aceitável e a ausência de patologia apical. O dente pode ser isolado com uma barragem de borracha em preparação para a meticulosa remoção da restauração extracoronal existente; contudo, a utilização da barragem dentária não é obrigatória uma vez que o material de branqueamento não é cáustico (*Liebenberg 1997*). [66] Tal como na técnica intracoronal, a guta-percha é removida a 2-3 mm abaixo da junção cemento-esmalte (CEJ). O objectivo da remoção da guta-percha é proporcionar espaço para a barreira. É colocada uma barreira protectora sobre a guta-percha para evitar a fuga da lixívia para o sistema de canais radiculares na CEJ. O ionómero de vidro convencional ou um ionómero de vidro modificado com resina pode ser utilizado como barreira. Tem sido sugerido que seja colocado um tampão de hidróxido de cálcio de aproximadamente 1 mm de espessura sobre a guta-percha exposta. Esta etapa profiláctica visa manter um meio alcalino porque a reabsorção cervical foi associada a uma queda no pH ao nível cervical (Liebenberg 1997). [66] Uma radiografia periapical pode ser tomada nesta fase para verificar se a barreira foi bem colocada, mas isto não é obrigatório.

2.   Limpeza da cavidade de acesso

A cavidade de acesso é limpa e quaisquer constituintes restantes do corno de polpa removidos. A cavidade de acesso pode ser gravada apenas para limpar a superfície interna. Não aumenta o efeito de branqueamento. Uma pastilha de lã de algodão é colocada na cavidade de acesso para evitar a embalagem de alimentos na mesma.

3.   Avaliação de sombras

A sombra pré-operatória é tomada tanto da cor do dente não-vital como dos dentes circundantes e anotada nos registos do paciente ou na folha de registo de branqueamento.

4.   Instruções para o branqueamento doméstico

O tabuleiro de branqueamento é verificado quanto a ajuste e conforto. O paciente é instruído a não morder com o dente anterior durante a duração do tratamento (*Carillo et al 1998*). [67] O paciente é enviado para casa com as instruções de branqueamento e materiais branqueadores suficientes. O granulado de algodão na cavidade de acesso é removido com um palito antes do branqueamento. A seringa branqueadora pode ser aplicada directamente na câmara aberta antes de assentar a bandeja de branqueamento, ou o material branqueador pode ser aplicado na bandeja com material extra no espaço para o dente com a câmara aberta. O paciente é instruído a remover o excesso com uma escova de dentes ou um lenço de papel. Após a sessão de branqueamento, o dente é irrigado com uma seringa de água e uma pastilha de algodão fresco é novamente inserida no dente. Após uma refeição, o dente é novamente irrigado com água para garantir a ausência de detritos e uma pelete de algodão fresco é inserida.

5. Tempo de tratamento

Se o paciente puder mudar a solução de duas em duas horas, cinco a oito aplicações podem ser tudo o que é necessário para conseguir o aligeiramento desejado. Quanto mais frequentemente a solução for alterada, mais rápido o branqueamento terá lugar. A aplicação nocturna será mais lenta do que o dobro da aplicação diária. Foi aconselhado que, a menos que o dente esteja severamente descolorido, o alvejante deve ser aplicado durante o dia para que o clareamento possa ser melhor controlado.

6. Reavaliação dos resultados da sombra e do branqueamento

O doente regressa dentro de 3-7 dias. As mudanças de tonalidade são avaliadas. Se tiver ocorrido iluminação suficiente, o procedimento de branqueamento pode ser terminado. Quanto mais tempo o dente tiver sido descolorido, mais tempo pode levar para o tratamento de descoloração remover a descoloração (*Carillo et al1998*). [67] Da mesma forma, quanto mais escuro for o dente, mais tempo demorará a clareamento.

7. Selar a cavidade de acesso

A cavidade de acesso é então selada com um curativo temporário. A colocação da restauração final pode precisar de ser adiada por 2 semanas para permitir que o oxigénio se dissipe do dente e para permitir que a força de ligação do composto de esmalte melhore (*Carillo et al 1998*). [67] Se não for possível esperar 2 semanas para colocar a restauração final, a catalase pode ser colocada na cavidade de acesso usando um penhor de esponja durante 3 minutos (*Liebenberg 1997*). [66] A catalase actua para remover qualquer peróxido de hidrogénio latente, promovendo a decomposição do peróxido de hidrogénio em água e oxigénio (*Rotstein 1993*). [63]

A cavidade de acesso é primeiro irrigada com hipoclorito de sódio para expelir quaisquer restos de detritos. A cavidade de acesso pode então ser limpa com catalase. A margem da cavidade, o esmalte que envolve a cavidade de acesso e a dentina da câmara de pasta são gravados durante 15 segundos com ácido fosfórico a 37%, de acordo com um protocolo adesivo escolhido. Os agentes adesivos da dentina são então aplicados. Os agentes de ligação contendo acetona são preferidos nesta situação, uma vez que se demonstrou que invertem os efeitos do branqueamento sobre as forças de ligação do esmalte. A cavidade de acesso é selada com uma restauração compósita utilizando acumulações incrementais de compósito e um compósito fluível na base, sobre o ionómero de vidro. Uma restauração de ionómero de vidro condensável pode ser colocada imediatamente sobre a barreira e uma restauração de compósito mais rasa colocada após 2 semanas. A base mais espessa do ionómero de vidro pode por vezes mascarar a descoloração residual se o dente não vital não tiver sido totalmente branqueado para corresponder aos dentes adjacentes.

8.   Revisão

O dente deve ser revisto periodicamente e deve ser feita uma radiografia anual para verificar quaisquer sinais de um processo inflamatório cervical.

INDICAÇÕES

1.   As indicações podem incluir tratamento para adolescentes com

maturação gengival incompleta.

2. Um único dente escuro não-vital onde os dentes circundantes são suficientemente claros. Se for este o caso, uma janela pode ser cortada na bandeja nos dentes adjacentes para ajudar o paciente a identificar onde colocar a lixívia. Uma forma de coroa provisória sobredimensionada pode ser usada onde há dificuldade em reter a bandeja de branqueamento (*Carillo et al1998*). [67]

Opções de tratamento para branqueamento de dentes não vitais

Branqueamento intracoronal: O material é selado na cavidade de acesso durante as visitas no escritório e requer a mudança frequente de pensos.

- Técnica de branqueamento intracoronal

  o Perborato de sódio e água selada no dente (Rotstein et al 1991, 1993)[54,63]

- Técnica de branqueamento intracoronal modificada utilizando diferentes produtos selados no dente, como por exemplo:

  o Várias concentrações crescentes de peróxido de hidrogénio e de perborato de sódio em combinação

  o Vedação de peróxido de carbamida a 35% para dentro do dente

  o Selagem de 10%, 15% ou 20% de peróxido de carbamida no dente

- Branqueamento intracoronal utilizando a técnica termocatalítica ou outras formas de calor ou instrumentos de aquecimento

Branqueamento em câmara aberta: Combinando branqueamento intra e extracoronal; o material é aplicado directamente na câmara de pasta de papel e retido com uma matriz de branqueamento doméstico.

- Técnica interior/exterior com bandeja de branqueamento utilizando:

  o 10% de peróxido de carbamida (Carillo et al 1999)[67]

  o 5%, 16%, 22% de concentrações diferentes

  o 35% peróxido de carbamida - branqueamento assistido em bandeja

Branqueamento em câmara fechada - extracoronal. O material branqueador é colocado nas superfícies externas do dente.

Outras operações:

- Branqueamento de potência utilizando peróxido de hidrogénio a 35%

- Branqueamento Vital Vital Bleaching com 10%, 15% ou 20% aplicado apenas ao dente não-vital na bandeja.

- Branqueamento assistido aplicado na superfície externa por si só ou através de uma bandeja de branqueamento

O BRANQUEAMENTO E A TÉCNICA DE MICROABRASÃO

INTRODUÇÃO

As pequenas lesões brancas, castanhas ou mosqueadas que aparecem nos dentes da frente podem ser desagradáveis e os pacientes estão frequentemente preocupados com este tipo de descoloração. Antes da introdução da gravura ácida, os dentes que tinham estas descolorações eram cortados para terem restaurações de cobertura total. Algumas descolorações do esmalte, embora intrínsecas, estão confinadas às camadas mais exteriores do esmalte. A técnica da microabrasão pode ser utilizada em combinação com branqueamento doméstico ou branqueamento de potência para remover estas descolorações de forma mais eficaz.

O QUE É A MICROABRASÃO ?

A microabrasão de esmalte é um procedimento em que uma camada microscópica de esmalte é simultaneamente corroída e esfolada com um composto especial, deixando para trás uma superfície de esmalte perfeitamente intacta (*Croll 1991*). [68] É utilizada para tratar descolorações do esmalte que podem ser o resultado de hipermineralizações, hipomineralizações ou manchas. *(Croll 1991)*[68] chamou ao processo 'desmineralização do esmalte, que descreve os defeitos superficiais de coloração do esmalte resultantes de alguma perturbação do processo normal de mineralização. Há vantagens na utilização de uma combinação de microredução química e mecânica da superfície. Em casos de sucesso, a perda do esmalte é insignificante e irreconhecível e o paciente fica com superfícies dentárias que parecem normais. No planeamento e discussão do tratamento com os pacientes, esta técnica pode ser utilizada antes, depois ou durante os - tratamentos de branqueamento.

A DIFERENÇA ENTRE BRANQUEAMENTO E MICROABRASÃO

A microabrasão melhora a cor dos dentes ao eliminar o esmalte descolorido superficial. Uma vez que a descoloração é removida, é permanente. A microabrasão é preferida quando não são necessárias alterações gerais da cor do dente, mas está presente uma descoloração superficial isolada definida.

O branqueamento melhora a cor do dente, clareando, branqueando e alegrando os dentes. Ao contrário da microabrasão, o branqueamento preserva a camada intacta rica em flúor do esmalte e a forma do dente. A tonalidade dos dentes durante muitos anos pode escurecer ligeiramente, mas os dentes nunca voltam à sua cor escura original.

ÁCIDO CLORÍDRICO

O uso de ácido clorídrico para branquear os dentes e remover manchas dos dentes tem sido defendido há muitos anos. O ácido clorídrico e a pedra-pomes são os principais ingredientes utilizados para a técnica. O uso de ácido clorídrico depende da descalcificação do esmalte, ou seja, amolecer e dissolver o esmalte para remover a mancha.

INDICAÇÕES

- Manchas e descolorações intrínsecas do desenvolvimento

- Manchas superficiais de esmalte e opacidades (Marrom-amarelado) . Manchas multicoloridas (castanho, cinzento ou amarelo)

- Esmalte hipoplástico superficial (*Croll 1991* chama a isto "desmineralização do esmalte"[68]

- Áreas de fluorose do esmalte .

- Manchas brancas, manchas brancas.

- Lesões de descalcificação por estase de placa e por bandas ortodônticas.

- Algumas texturas de superfície irregulares

CONTRA-INDICAÇÕES

A microabrasão não pode ser utilizada para as seguintes condições:

- Coloração relacionada com a idade

- Coloração de tetraciclina

- Lesões hipoplásticas profundas do esmalte.

- Algumas áreas concêntricas de hipocalcificação que se estendem à dentina

- A maioria das amelogénese imperfeita

- A maioria das lesões de dentinogénese

- Lesões cariocas subjacentes às regiões de descalcificação (*Croll 1997*)

- Áreas de manchas profundas de esmalte e dentina

O QUE ESTÁ DISPONÍVEL?

1. Existem três técnicas, que foram sugeridas para a utilização de ácido clorídrico:

2. Um pellet de algodão embebido em 18% de ácido clorídrico e aplicado sobre a mancha.

3. 18% de ácido clorídrico misturado com pedra-pomes e aplicado sobre a mancha através de um copo profilático.

4. Kits proprietários:

    - Prema kit (Premier Dental Products Co, Norristown, PA; *Croll 1986*)[69] um ácido clorídrico a 10% numa preparação de partículas finas de grãos de carboneto de silício numa pasta solúvel em água que pode ser aplicada manualmente ou com uma peça de mão .

    - O Kit Micro Clean (Cedia Kit, Rue St Honore, Paris, França). Este kit contém 5 garrafas, que são codificadas por cores. O frasco azul contém 10% de gel de peróxido de hidrogénio; o frasco verde contém gel de ácido clorídrico fraco; o vermelho contém ácido clorídrico concentrado; o malva contém um gel neutralizante (que consiste em bicarbonato de sódio); o laranja contém uma pasta de polimento com flúor.

- Opalustre: este kit embalado em seringas roxas, contém ácido clorídrico e micropartículas de carboneto de silício numa pasta hidrossolúvel (Opalustre Kit, Ultra dentent Products Inc, Utah, EUA).

Requisitos ideais de kits proprietários

- Devem utilizar géis solúveis em água para facilitar a sua aplicação.

- O risco de derrame ou salpicos deve ser limitado; os procedimentos de aplicação devem ser simples.

- A concentração do gel deve poder ser variada para diferentes situações

- O ácido deve ter uma baixa concentração para segurança na boca.

- O agente abrasivo deve ter grande dureza para remover facilmente o esmalte quando combinado com o ácido.

- O agente abrasivo deve ter um tamanho de partícula pequeno para evitar que o esmalte seja danificado.

- O método de aplicação deve ser lento para evitar salpicos do composto

EFEITO SOBRE O ESMALTE/MECANISMO DE ACÇÃO

O processo de aplicação rotativo permite que o material abranja e corroa simultaneamente a superfície do esmalte e assim remova a mancha. A camada superficial do esmalte é reestruturada para formar uma camada amorfa sem prisma que clinicamente parece lisa e lustrosa. Foi documentado um efeito de alisamento generalizado sobre o esmalte *(Berg e Donly 1991, Donly et al 1992)*. [70] Consiste numa camada amorfa de mineral compactado. Este efeito tem sido chamado o esmalte , esmalte, efeito de abrasão.

VANTAGENS DA TÉCNICA

- É facilmente executado.

- É um tratamento conservador.

- É barata.

- Os dentes requerem uma manutenção posterior mínima.

- É de actuação rápida.

- Remove manchas amarelo-acastanhadas, brancas e multicoloridas.

- É eficaz.

- Os resultados são permanentes.

DESVANTAGENS DA TÉCNICA

- Remove o esmalte.

- Os compostos de ácido clorídrico são cáusticos. Requer aparelhos de protecção para doentes, dentistas e assistentes.

- É necessária uma visita ao consultório dentário.

- Não pode ser delegada e deve ser executada por um dentista.

INTEGRAÇÃO DO BRANQUEAMENTO COM A ODONTOLOGIA RESTAURATIVA

O principal objectivo da odontologia restaurativa conservadora é a preservação máxima da estrutura dentária sólida (*Magne 1997*). [72] O branqueamento é bastante consistente com isto, e em muitos casos não é necessária mais nenhuma odontologia restaurativa ou outras técnicas invasivas para alcançar uma excelente saúde dentária e estética.

TONALIDADE QUE COMBINA A DENTIÇÃO BRANQUEADA COM RESTAURAÇÕES INDIRECTAS

O processo de combinar restaurações fixas com a dentição branqueada pode ser difícil porque por vezes a tonalidade muda tão dramaticamente que se torna mais leve do que a tonalidade mais leve referenciada no guia de tonalidades protéticas. É difícil para o dentista comunicar com precisão a selecção de tonalidade ao técnico de prótese. Os fabricantes produziram guias de tonalidades branqueadoras e tonalidades branqueadoras de compósitos em tonalidades muito mais claras do que antes, para ajudar na correspondência das restaurações após o branqueamento.

DENTES QUE REQUEREM *RESTAURAÇÕES* DENTÁRIAS SIMPLES RESTAURADORAS - *RESTAURAÇÕES* DENTÁRIAS DEFEITUOSAS

Grandes restaurações defeituosas, tais como cavidades cariosas abertas, devem ser reparadas antes do tratamento de branqueamento para evitar a penetração indesejada do agente branqueador através das margens abertas, o que pode exacerbar a sensibilidade durante o tratamento de branqueamento

FOLHEADOS DE PORCELANA

Os folheados de porcelana são um método excelente, clinicamente comprovado, para corrigir problemas de cor graves. São utilizados quando os defeitos nas superfícies faciais/bucais são generalizados e a maioria da superfície facial é defeituosa. O branqueamento pode ser tentado primeiro para avaliar o potencial de clareamento dos dentes. Se o branqueamento for bem sucedido, as facetas de porcelana podem não ser necessárias. Mesmo que a cor seja ligeiramente clarificada, pode ser suficiente eliminar a utilização de cimentos opacos na restauração final para mascarar a descoloração existente.

COROAS CERÂMICAS

À medida que os dentes envelhecem, normalmente absorvem manchas e escurecem. A odontologia restaurativa que foi realizada há 10, 15 ou 20 anos para combinar com a dentição adjacente existente será visivelmente mais clara do que os dentes amarelados pela idade.

RECONTOURING COSMÉTICO

Muitos pacientes optam por ter mais tratamento estético após o branqueamento. Uma opção é o contorno cosmético que consiste em lixar selectivamente superfícies de esmalte para produzir uma forma de contorno melhorada (*Heymann1997*).[73]

MACROABRASÃO OU MEGABRASÃO

Alguns defeitos de esmalte ou colheres/opacidades brancas nos dentes que não respondem à microabrasão e ao branqueamento podem responder melhor à macroabrasão. O esmalte descolorido contém uma maior quantidade de matriz orgânica, que não é um substrato adequado para a aderência de materiais dentários. A lesão é geralmente restrita ao esmalte. A sua eliminação não resultará na inexposição da dentina (*Magne 1997*)[72]

DENTES QUE REQUEREM UMA ODONTOLOGIA RESTAURADORA EXTENSIVA

Um planeamento meticuloso do tratamento é essencial quando se empreende uma odontologia restauradora extensiva. Se for escolhida uma abordagem reorganizada onde a reabilitação total da boca é o tratamento de eleição, pode não ser necessário fazer primeiro o tratamento de branqueamento, porque todos os dentes serão da mesma cor de porcelana, e o paciente e o dentista podem seleccionar uma tonalidade mais clara de porcelana.

RESUMO E CONCLUSÃO

O que a maioria das pessoas realmente quer, são dentes que os façam parecer mais jovens, mais saudáveis e mais atraentes. O branqueamento é agora o tratamento estético mais comum disponível. A popularidade do branqueamento é facilmente entendida como sendo o meio mais simples e menos invasivo disponível para clarear os dentes descolorados e diminuir ou eliminar muitas manchas tanto nos dentes vitais como nos dentes sem pulsos.

Antes de iniciar o tratamento de branqueamento é essencial questionar o doente para determinar a etiologia da descoloração. Em alguns casos, pode haver uma componente multifacetada.

Os materiais para branqueamento dos dentes evoluíram ao longo dos últimos 200 anos. Os dentistas experimentam inúmeros produtos químicos na sua busca para ajudar os pacientes a remover a descoloração dos seus dentes.

As modalidades de branqueamento disponíveis são A técnica Home Bleaching, as técnicas Power Bleaching e In-office, as técnicas Intra-coronal Bleaching, as técnicas Combination Bleaching e a técnica Microabrasion

Os materiais de branqueamento doméstico contêm 10%, 15% e mesmo até 35% de peróxido de carbamida como ingrediente activo. O peróxido de carbamida liberta peróxido de hidrogénio e ureia. O peróxido de hidrogénio decompõe-se em água e oxigénio e esta molécula de oxigénio penetra no dente e liberta a molécula de pigmento e provoca o branqueamento do dente. É uma forma eficaz e segura de iluminar o dente. Os dentes podem tornar-se hiper-sensíveis, mas é um efeito transitório e reversível.

O branqueamento em escritório ou de energia tem 35% de peróxido de hidrogénio ou 35% de peróxido de carbamida ou combinação de ambos em várias concentrações como material para o branqueamento. Normalmente é activado por uma fonte de luz e é útil na remoção de manchas em todo o arco em casos de tetraciclina e manchas de fluorose. O dentista está em completo controlo do processo durante todo o tratamento. Demora mais tempo clínico e tem sérias considerações de segurança.

O branqueamento ambulante ou intracoronal de dentes não vitais é feito com perborato de sódio que quando fresco liberta 9,9% de oxigénio. A alta concentração de peróxido de hidrogénio pode ser utilizada sinergicamente para aumentar o efeito. Quando o perborato seco estável é actuado por ácido, ar quente ou água decompõe-se para formar metaborato de sódio, peróxido de hidrogénio e oxigénio nascente. A reabsorção das raízes externas e as queimaduras químicas são grandes obstáculos, mas têm sido dominadas.

A abordagem combinada da técnica de branqueamento deve incorporar a capacidade de empregar agentes e técnicas em sequência adequada para alcançar um excelente resultado estético. É melhor passar da menos invasiva e mais rentável primeiro, a menos que outras circunstâncias, tais como tempo e conformidade, se alterem. As indicações podem incluir manchas de origem múltipla.

A microabrasão do esmalte que é um método de remoção de certos defeitos de desmineralização e descalcificação da coloração do esmalte com perda insignificante e irreconhecível do esmalte, defeitos superficiais de descoloração do esmalte podem ser eliminados permanentemente melhorando o aspecto dos dentes tratados.

O sucesso do branqueamento, medido pela satisfação imediata e a longo prazo dos pacientes, dependerá também de muitos outros factores pessoais:

Os desejos e expectativas individuais do paciente sobre o resultado estético, vontade de passar tempo na cadeira de dentista e/ou de cooperar em casa; e aceitação da responsabilidade de modificar comportamentos que possam afectar a coloração dos dentes.

REFERÊNCIAS

1. Eriksen HM , Nordbo H.(1978) Extrinsic discoloration of teeth . J clin periodontal 5:229-36 .

2. Ness L, Rosenkransd D de L e Welford JF . (1977) Um estudo epidemiológico dos factores que afectam a coloração extrínseca dos dentes numa população inglesa. *Epidemiol Oral de Dent Comum* 5:55-60.

3. Louka AN.(1989) Tratamento estético dos dentes enteriores. J Can Dent Assoc 55(1):29-32

4. Dayan D , Heifferman A , Gorski M , Beigleiter A . (1983) Discoloração dos dentes - factores extrínsecos e intrínsecos . *Quintessência Int* 12 (14) : 1-5

5. Hayes PA, Full C , Pinkham J . (1986) A etiologia e o tratamento da descoloração intrínseca . *J Can Dent Assoc* 52:217-20 .

6. Teo CS (1989) Gestão da descoloração dos dentes . *Acta Med Singapura* 18 (5):585-90 .

7. Feinman RA ,Goldstein RE ,Garber DA. (1987) Bleaching teeth , [1st] edn. Quintessência: Chicago .

8. Abbot PV . (1997) Considerações estéticas em endodontia : branqueamento interno . *Pract Periodont Amolgadela Estética* 9 (7) : 833-40 .

9. Vander Burgt TP , Mullaney TP , Plasschaert AJM . (1986 b) Descoloração dos dentes induzida por seladores endodônticos. *Oral Surg Oral Med Oral Pathol* 61:84-9.

10. Kirk CE. (1889) O branqueamento químico dos dentes. *Cosmos dentário* 31:273-83.

11. Haywood VB. (1992) História, segurança e eficácia das técnicas actuais de branqueamento e aplicação da técnica de branqueamento vital para os guardas-nocturnos. *Quintessence Int* 23(7):471-88.

12. Goldstein RE, Garber DA. (1995) Complete dental bleaching, Capítulo 1. *Quintessence Publishing Company*: Chicago; 1-23.

13. S passer HF. (1961) Uma técnica de branqueamento simples utilizando perborato de sódio. *NY Dent J* 27 : 332-4

14. EB de corte, Poe GS. (1963) Uma nova combinação para o branqueamento dos dentes. *J South Calif Dent Assoc* 31:289-91.

15. EB de corte, Poe GS. (1967) Branqueamento químico de dentes descoloridos tratados endodonticamente. *Dent Clin North Am* 10:655-62.

16. Rotstein et al , (1991) In vitro effectiveness of sodium perborate preparations used for intracoronal bleaching of discolored non-vital teeth. *Endodont dentatol traumatol* 7:177-80.

17. Settembrini L , Glutz J, Kaim J, Schere W . (1997) Uma técnica de utilização de dentes não vitais: branqueamento interior / exterior. *J Am Dent Assoc* 128:1283-4

18. Zack L, Cohen G. (1965) Pulp response to externally applied heat. *Oral Surg* 19:515-30.

19. Li Y (1998) Tooth bleaching using peroxide containing agents: current status of safety issues. *Compend Contin Educ Dent* 19 (8) : 783-94 .

20. Haywood VB. (1991) Nightguard Vital Bleaching, uma actualização da história e dos produtos: Parte 1. *Actualização Esthet Dent* 2(4):63-6.

21. Christensen GJ.(1997) Tooth bleaching , state of art . CRA newsletter 21 (4) :1-3.

22. Archambault G. (1990) Cuidado, o consentimento informado continua a ser importante à medida que o branqueamento doméstico cresce. *O Dentista* 68(3):16 e 22.

23. Garber D et al (1991) Dentista monitorizou o branqueamento: uma abordagem combinada. *Pract Periodont Aesthetic Dent* 3 (2) : 22-6.

24. Jay AT . (1990) Branqueamento dentário : as recompensas financeiras . *Gestão dentária* 30 (12) :28-31.

25. Haywood VB. (2000) Nightguard Vital Bleaching, uma actualização da história e dos produtos: Parte 2. *Actualização Esthet Dent* 2(5):82-5.

26. Rickets RM . (1968) Estética , ambiente e lei da relação labial . *Am J Sci* 54(4): 272-89.

27. Moskowitz ME, Nayyar A. (1995) Determinants of dental aesthetics: a rational for smile analysis and treahnent. Compend Dent Continental Educ 16(12):1164-86.

28. Garber DA, Salama M. (1996) O sorriso estético: . diagnóstico e tratado. Periodontologia 2000 11:18-28.

29. Levin EI. (1978) Estética dentária e a proporção de ouro. J Prosthet Dent 40:244-52.

30. Dunn WJ et al (1996) Esthetics : patients perceptions of dental attractiveness . *J Prosthodont* 5 (3) : 166-71 .

31. Haywood VB, Heymann HO. (1989) Nightguard Vital Bleaching. Quintessence Int 20(3):173-6.

32. Greenwall LH. (1992) Home blaching. *J Dental Assoc South Africa Junho*: 304-5

33. Garber DA. (1997) Dentist-monitored bleaching: uma discussão sobre

branqueamento combinado e branqueamento a laser. J Am Dent Assoc Suppl128(4): 265-30S.

34. Greenwall LH. (1999) Branqueamento caseiro passo-a-passo. Odontologia independente 4(2):70-4.

35. Greenwall LH. (1999) Alvejar ou não alvejar. Indicações para lixiviar. Amolgadela independente 4:60-3.

36. Dunn JR (1998) Dentista prescreveu branqueamento doméstico: estado actual. *Compend Continental Euc Dent* 9(8):760-4

37. Haywood VB. (1997) Nightguard Vital Bleaching: conceitos actuais e investigação. *J Am Dent Assoc* 128: 195-25S.

38. Fischer D. (2000) Haverá futuro para o branqueamento dentário supervisionado pelo dentista? *Restor Aesthet Pract* 2(1):72-5.

39. Fischer D. (2000) A necessidade de supervisão dentária quando se faz o branqueamento dentário. *Restor Aesthet Practices* 2(2):98-9.

40. Leonard RH, Haywood VB, Phillips C. (1999) Factores de risco para o desenvolvimento da sensibilidade dentária e irritação gengival associada ao Branqueamento Vital do Guarda Nocturno. *Quintessence Int* 28(8):527-34.

41. Bargi NB (1998) Tomar uma decisão clínica para o branqueamento dentário vital: em casa ou no escritório ? Compend Contin Educ Dent Ago, 19(8): 831-8

42. Toh CG. (1993) Avaliação clínica de um sistema de branqueamento com dupla activação. *Asian J Aesthet Dent* 1(2):65-70.

43. Swift EJ.(1998) Um método para descoloração de dentes vitais descoloridos. *Quintessence Int* 19(9):607-9

44. Haywood VB . (1996) Conseguir, manter e recuperar o branqueamento dentário bem sucedido . *J Esthet Dent* 8(1): 31-8.

45. Radz GM (1999). Sistema de branqueamento no escritório para uma mudança estética rápida . Lado da cadeira com RW Nash . *Compend Contin Educ Dent* 20(10):986-90.

46. Maira P (2000) Um protocolo inovador de branqueamento à beira da cadeira para tratar a dentição manchada: resultados iniciais. *Pract Perio Aesth Dent* 12 / 7 : 669-78.

47. Garber DA. (1997) Dentist-monitored bleaching: uma discussão sobre branqueamento combinado e branqueamento a laser. *J Am Dent Assoc Suppl* 128:26S-30S.

48. Zach L, Cohen G. (1965) Pulp response to externally applied heat. *Oral Surg* 19:515-30.

49. Cohen SC. (1979) Human pulpal responses to bleaching procedures in teeth. *J Endodont* 5:134-8.

50. Rotstein I. (1998) Branqueamento de dentes não vitais e de descoloração vital. In: Cohen S, Burns RC. *Pathways of the pulp*, 7th edn. Mosby: *St Louis*; 674.

51. EB de corte, Poe GS. (1963) Uma nova combinação para o branqueamento dos dentes. *J South Calif Dent Assoc* 31:289

52. Holmstrup G, Palm AM, Lambjerg-Hansen H. (1988) Branqueamento de dentes descoloridos cheios de raízes. *Endodont Dent Traumatol* 4:197.

53. Casey LJ, Schindler WG, Murata SM, Burgess JO.(1989) The use of dentinal etdring with endodontic bleaching procedures. *J Endodont*, 15:535.

54.   Rotstein I, Torek Y, Misgav R. (1991) Effect of cementum defects on radicular penetration of 30% H₂O₂ during intracoronal bleaching.: *Endodont* 17:230.

55.   Rotstein I, Mor C, Friedman S. (1993) Prognóstico de branqueamento intracoronal com preparações de perborato de sódio in vitro: estudo de 1 ano. *J Endodont* 19:10.

56.   Tosquiador GJ. (1984) Reabsorção externa associada ao branqueamento de um dente não-vital. *Austral Endodont Newslett* 10:16.

57.   Cvek M, Lindvall AM. (1985) Reabsorção radicular externa após branqueamento dos dentes sem pulga com peróxido de hidrogénio. *Endodont Dent Traumatol* 1:56.

58.   Latcham NL. (1986) Ressopção cervical pós-curva... *J Endodont* 12:262.

59.   AI-Nazhan S (1991) External root resorption after bleaching: a case report *Oral   Surg* 72:607.

60.   Madison S, Walton RE. (1990) Reabsorção da raiz cervical após branqueamento dos dentes tratados endodonticamente. *J Endodont* 16:570.

61.   Titley KC, Torneck CD, Ruse ND, Krmec D. (1993) Adhesion of a resin composite to bleached and unbleached human esamel. *J Endodont* 19:112.

62.   Titley KC, Torneck CD, Smith DC, Chernecky R, Adibfar A. (1991) Scanning electron microscopy observations on the penetration and structure of resin tags in bleached and unbleached bovine esamel. *J Endodont* 17:71.

63.   *J Endodont* 19:567.

64. Torneck CD, Titley KC, Smith DC, Adibfar A. (1991) Effect of water leaching on the adhesion of composite resin to bleached and unbleached bovine esamel. *J Endodont* 17:156.

65. Baker FL, Guillen GE, Frysh H, Rivera Hildago A. (1992) Tooth color alterations secondary to polishing. *J Dent Res* 71:540. [Resumo No. 202.].

66. Lienberg WH. (1997) Iluminação intracoronal de dentes sem pulga descoloridos: uma técnica modificada de lixívia ambulante. *Quintessência Int* 28:771-7.

67. Carillo A, Trevino MV A, Haywood VB. (1998). Branqueamento simultâneo de dentes vitais e de um dente não vital de câmara aberta com 10% de peróxido de carbamida. *Quintessence Int* 29(10): 643-8.

68. Croll TP. (1991) Micro abrasão de esmalte: a técnica. *Quintessência Int* 20:395-400.

69. Croll TP. (1986) Modificações da cor do esmalte por abrasão controlada de ácido clorídrico-púmice. Técnicas e exemplos. *Quintessência Int* 17:81-7.

70. Berg JH, Donly KJ. (1991) A superfície do esmalte e a microabrasão do esmalte. In: Croll TP, editor. Microabrasão de esmalte. *Quintessence Publishing*: Chicago; 55-60.

71. Donly KJ, O'Neill M, Croll TP. (1992) Microabrasão de esmalte: uma avaliação microscópica do "efeito abrosão". *Quintessência Int* 23:175-9.

72. Magne P. (1997) Megabrasion..: Uma estratégia conservadora para a dentição anterior. *Prac Periodont Aesthet Dent* 9(4):389-96.

73. Heymann H. (1997) Conceitos conservadores para alcançar a estética anterior. *CDA Journal* 25(6):437-3.

CONTEÚDO

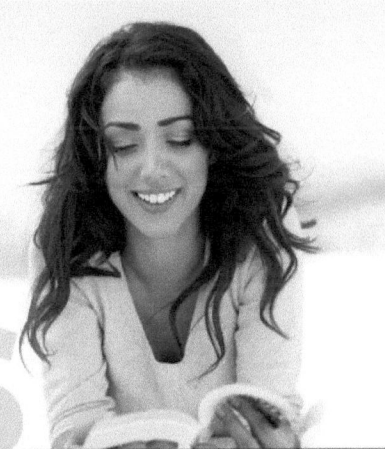

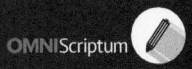

Printed by Books on Demand GmbH, Norderstedt / Germany